Menús para dietas especiales

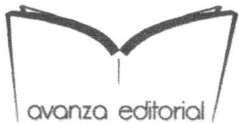
avanza editorial

Editado por:
EDITORIAL FAE, S.L.U.
Correo electrónico: editorial@editorialfae.com

Menús para dietas especiales
María Rojo Ortega

1ª Edición

ISBN:

Impreso en España

Presentación

Ficha técnica del curso

El presente manual desarrolla el contenido teórico de la acción formativa "Menús para dietas especiales" incluida en la FUNDAE con código SANP0004 en la familia profesional de Sanidad y dentro del Área Profesional de "Servicios y Productos Sanitarios".

La acción formativa cuenta con una duración de 12 horas y su contenido está estructurado en un módulo formativo que se distribuyen según lo expuesto en el siguiente índice.

Presentación

Índice

Módulo 1. Menús para dietas especiales

Módulo 1. Menús para dietas especiales

Introducción

La elaboración de menús es una cuestión compleja para el sector de la restauración. Hay que tener en cuenta sobre todo las necesidades de todos los comensales, los gustos y preferencias del sector, qué es lo que esperan los clientes de nuestro servicio, además de la normativa aplicable en materia de restauración.

En este curso vamos a aprender los requisitos necesarios a la hora de elaborar un menú, teniendo en cuenta si este es para una alimentación individualizada o bien para un colectivo específico.

El menú en el sector de la restauración es utilizado como forma de determinar la descripción de los productos que se ofrecen además de las preparaciones que se presentan. Todo ello ayudará al cliente a seleccionar nuestro establecimiento frente a la competencia.

Aprenderemos también que la elaboración de dicho menú debe promover una alimentación óptima para el cliente y seguir unos criterios nutricionales, sanitarios y organolépticos adecuados.

Cada persona tiene una serie de necesidades nutricionales que deberán determinar el tipo de menú que se diseña para atenderlas. Aunque se tengan en cuenta las recomendaciones generales hay que personalizar el menú que se oferta de manera que se cubran todas las necesidades de las personas.

En este módulo veremos las diferencias existentes entre los distintos tipos de menús, ya sea por algún tipo de patología como diabetes o alergias alimentarias.

A la hora de elaborar un menú no solo es importante fijarse en la pirámide nutricional, sino que hay que darle importancia, en el caso de la restauración, al tipo de comensales que queremos atraer hacia nuestro negocio. Para ello, debemos elaborar un menú lo más completo posible, para así poder tener más opciones que ofrecer.

Es necesario señalar que, si es a nivel individual, es importante conocer y controlar junto con el especialista el menú en casa, sobre todo si está enfocado a controlar alguna patología como la diabetes o alguna alergia.

Por último, se señalarán otros aspectos que se deben tener presentes en cocina para evitar situaciones de riesgo a la salud como la importancia de un correcto etiquetado del alimento, la higiene y la trazabilidad de estos. Siguiendo una serie de consejos y recomendaciones evitaremos intoxicaciones y alergias alimentarias.

Objetivos

- Conocer los diferentes elementos que deben tenerse en cuenta en la elaboración de un menú.
- Elaborar un menú de manera adecuada, atendiendo a las necesidades y requisitos nutricionales del comensal final.
- Conocer los distintos grupos de alimentos para poder elaborar un menú equilibrado. Conocer las diferencias nutricionales en la niñez y adolescencia.
- Aprender la correcta conservación de los menús una vez cocinados.
- Conocer las necesidades nutricionales de los diferentes grupos de comensales con necesidades alimenticias concretas: diabéticos, alergias e intolerancias alimentarias.
- Aprender las diferencias entre intolerancia y alergia alimentaria y su tratamiento nutricional para mejorar sus consecuencias.
- Aprender a elaborar un menú especial adecuado para comensales con necesidades alimenticias concretas: diabéticos, alergias e intolerancias.
- Aprender la importancia de la correcta lectura del etiquetado de los alimentos y cómo está regulada la normativa.
- Comprender la importancia de una correcta trazabilidad de los alimentos para evitar riesgos a la salud.

Módulo 1. Menús para dietas especiales

1. Descripción de aspectos básicos en la elaboración de menús

1.1. Análisis de los alimentos: La pirámide nutricional

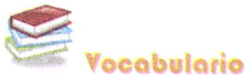 **Vocabulario**

La pirámide nutricional: es una guía gráfica que muestra los alimentos y las cantidades que debemos consumir para seguir una dieta equilibrada.

La pirámide nutricional es revisada de forma periódica por la Organización Mundial de la Salud (OMS) y ajustada, si es necesario, a los nuevos hábitos y alimentos que se presenten.

 Anotación

En el año 2018 la OMS recomendó aprender a leer el etiquetado de los productos para así conocer bien lo que consumimos.

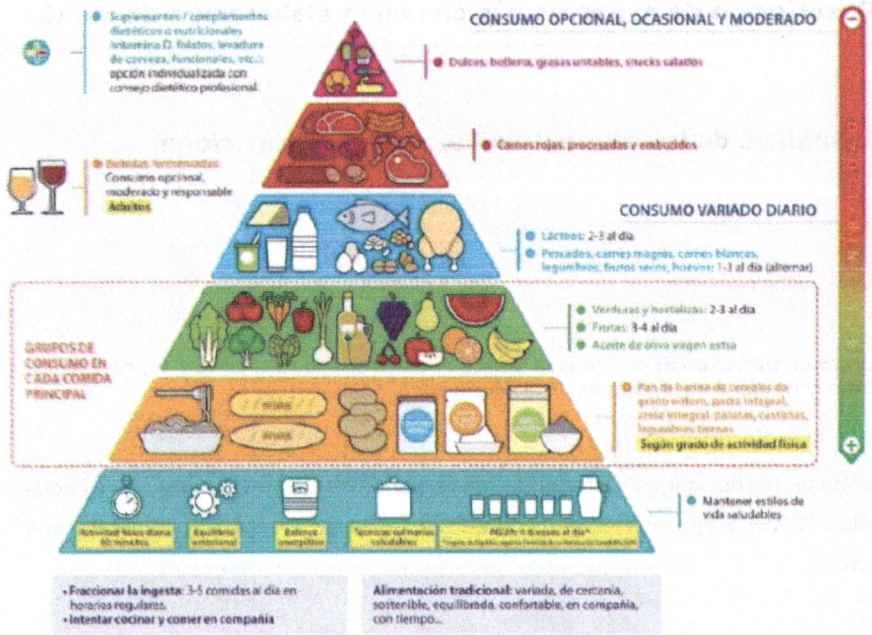

Ejemplo de Pirámide Nutricional

La última pirámide nutricional está estructurada de la siguiente manera:

- **La base:** como novedad no aparecen alimentos sino hábitos de vida saludables como caminar durante una hora, mantener un correcto equilibrio emocional o cocinar de forma adecuada y variada. En la base también se incluye la correcta ingesta de agua diaria, entre 4 y 6 vasos al día.

- **Segundo nivel:** este nivel es para los hidratos de carbono, en este grupo encontramos la pasta, arroz, harinas y pan entre otros, siempre recomendando usar su opción integral para mejorar sus beneficios, no indican cantidades puesto que dependerá de nuestro gasto energético.

- **Tercer nivel:** en este nivel nos encontramos las frutas, verduras y hortalizas, su consumo debe ser diario y en total no ser menor de 5 raciones en total al día, estos serán nuestra fuente de energía junto con las grasas saludables.

- **Cuarto nivel:** en este nivel están las proteínas, destacando los lácteos recomendando su consumo de 2 a 3 veces al día, la carne blanca, el pescado, legumbres, huevos y frutos secos, todos ellos consumir de 1 a 3 veces al día alternando para llevar una dieta variada.

- **Quinto nivel:** aquí la pirámide ya empieza a destacar los alimentos de consumo moderado, sobre todo si hay alguna patología que empeore con su consumo, es el caso de la carne roja, alimentos procesados y los embutidos grasos.

- **Último nivel:** dulces y grasas, su consumo debe ser opcional, incluyen en este grupo los dulces, repostería, azúcar, mantequillas y aceites, como novedad en la última revisión encontramos las bebidas alcohólicas. Todos estos alimentos pueden tomarse con moderación y de forma ocasional y siempre que no sean un riesgo para la salud.

Anteriormente, veíamos cuáles eran las recomendaciones actuales para tener una dieta equilibrada. Sin embargo, quedaban en el aire información sobre el concepto de valor energético.

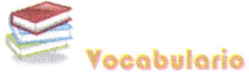
Vocabulario

Valor energético: energía que proporcionan los alimentos a través de sus macronutrientes.

La energía que produce los alimentos es metabolizada y produce dióxido de carbono y agua. Este valor lo solemos encontrar en las etiquetas como kilocalorías (Kcal) o kilojulios (Kj). Dependiendo del macronutriente podemos obtener más o menos energía:

- La grasa nos aporta 9 kcal por gramo.
- Los hidratos de carbono 4 kcal por gramo.
- Las proteínas 4 kcal por gramo.

Sabiendo esto podemos elaborar un menú acorde a las necesidades energéticas.

Nuestro cuerpo necesita la energía que nos aportan los nutrientes que introducimos a través de la alimentación, estos nutrientes tienen distintos valores energéticos que se traducen en calorías. A través de unas tablas de composición de esos alimentos podemos calcular la energía que nos aporta cada alimento y por tanto cada comida o receta que ingerimos. Esto nos sirve para elaborar un menú adecuado a nuestro gasto calórico y así además de cubrir nuestras necesidades poder llevar un estilo de vida saludable ya que podremos hacer dietas para subir, bajar o controlar el peso adecuado a nuestro cuerpo. Para todo esto usaremos la fórmula de Índice de Metabolismo Basal (IMB):

Hombres (10 x peso en kg) + (6,25 x altura en cm) – (5 x edad) + 5

Mujeres (10 x peso en kg) + (6,25 x altura en cm) – (5 x edad) – 161

Con esta fórmula podremos determinar si estamos dentro de los valores adecuados a nuestro cuerpo ajustando así nuestra dieta si fuese necesario.

- Si el resultado es mayor de 25,5 estamos en nivel de sobrepeso.
- Si el resultado está entre 18,5 y 25 estamos en nivel de normopeso.
- Si el resultado es menor de 18,5 estamos en nivel de bajo peso.

La cantidad de calorías que debemos consumir dependerá de varios factores como la edad, el ejercicio, el clima, las hormonas…, por lo que antes de ajustar una dieta se debe realizar un estudio para establecer el **metabolismo basal**, que son las calorías necesarias para llevar a cabo las funciones diarias en estado de reposo.

Si nos fijamos en la siguiente tabla resumen de "Información nutricional" que ponemos como ejemplo, las calorías o valor energético de este producto por una ingesta de 200 ml es de 52 Kcal.

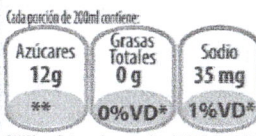

Ejemplo de una tabla nutricional de un producto líquido

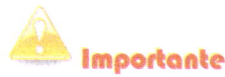

Cuando se haga la lectura de una tabla nutricional hay que tener en cuenta que esta información siempre viene dada en función a una proporción. Es decir, las calorías que tienen 100 gr. O una ración., etc. Es necesario que tengamos en cuenta esta proporción para poder valorar realmente cuánta energía nos aporta este producto.

1.2. Necesidades nutricionales de los jóvenes según edad y actividad física

Las necesidades nutricionales no son siempre las mismas. Cada edad y cada tipo de persona tiene una serie de necesidades específicas. Entre los 10 y 12 años se sufre un aumento del apetito ya que el gasto energético tiende a subir, en esta fase los niños necesitan cerca de 2800 calorías diarias y las niñas unas 2200 calorías, esto aumentará si se hace algún tipo de ejercicio diario.

Esto dura hasta que dejan de crecer en la que el metabolismo se frena un poco y el cuerpo se acostumbra al nuevo peso y altura.

Aun así, todo esto dependerá del tipo de alimentación que lleven ya que cómo hemos tratado anteriormente el gasto energético se completa con la ingesta de las calorías y si el aporte de calorías en la dieta es el correcto no habrá subida de peso y se llevará una buena nutrición. Es fundamental vigilar que el consumo de energía sea a través de una buena alimentación.

Otro factor a tener en cuenta es la **actividad física** que se realice, a mayor intensidad y mayor masa muscular mayor será la cantidad de energía necesaria, para calcular el gasto energético debemos conocer las kcal necesarias para hacer ese ejercicio y el tiempo que vamos a dedicarle.

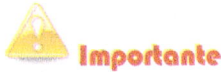

Comer mucho no significa estar bien nutrido. Hay niños que tienen un gran apetito y comen mucho, pero mantienen una dieta desequilibrada. Por ello es muy importante revisar con nuestro pediatra y nutricionista de cabecera los menús que elaboremos en casa para asegurarnos de que no falta ningún tipo de nutriente en su dieta.

1.3. Composición y variedad de menús

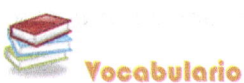

Menú: conjunto de platos que componen una comida. En el caso de la restauración es el conjunto de platos que se ofrece a los consumidores.

En el momento de elaborar un menú, ya sea en casa o para un restaurante debemos tener en cuenta varios factores:

- Posibilidad de adquirir los ingredientes necesarios (por ejemplo, fuera de temporada o comida étnica).
- Precio de los alimentos.
- Conseguir un menú equilibrado.
- Cambio de recetas y alimentos dependiendo de la estación y el clima, normalmente cuando hace calor apetecen más ensaladas y sopas frías, esto va unido a los alimentos de temporada que suelen estar relacionados con la estación.
- Variedad en el menú, no abusar de un mismo alimento para varios platos ya que sería posible que se repitiera en un primer y segundo plato.
- No abusar del mismo tipo de cocinado, no todo frito ni todo a la plancha.
- Combinar todos los grupos de alimentos, hidratos, proteínas y grasas saludables para hacer platos completos y equilibrados.

Respecto a las cartas de los restaurantes, los establecimientos de hostelería suelen tener una "carta" donde el cliente puede consultar cuál es la base de su oferta. Este tipo de elementos permite al cliente conocer qué tipo de comida podrá consumir en el mismo.

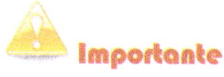 **Importante**

En estas cartas deben aparecer señalados los precios que se aplican a cada producto, de manera que el cliente sepa sin lugar a dudas el precio del producto que quiere consumir.

Estas suelen diseñarse como medio de comunicación de la empresa, por lo que siempre debe intentarse que mantenga unos elementos visuales acordes con el resto de elementos del restaurante, cafetería o bar. Tiene poco sentido tener un restaurante muy cuidado estéticamente y que la carta se presente en una hoja escrita por el servicio de cocina.

Por otro lado, los platos fuera de carta son aquellos que los servicios de restauración ofrecen de manera excepcional a los clientes y suelen estar expuestos en tablones y sitios visibles para el cliente de mesa y barra.

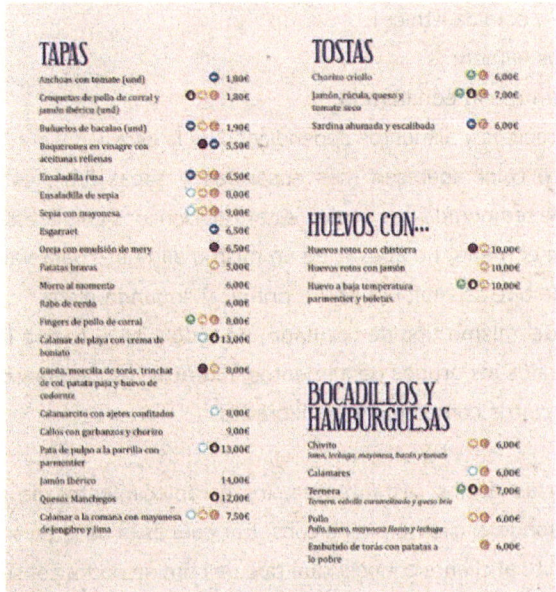

Ejemplo de una carta de un café-bar

Desde el pasado diciembre de 2014, de acuerdo a la Normativa 1169/2011 conocida como Ley de Información Alimentaria los servicios de restauración deben poner a disposición de los clientes la información sobre los alérgenos presentes en sus productos.

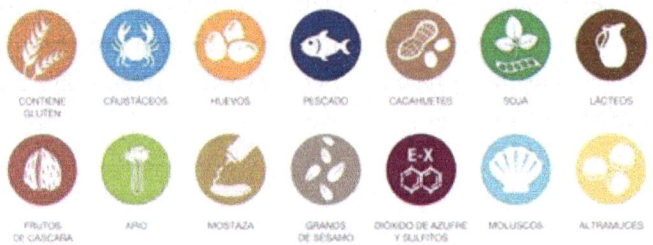

Alérgenos que deben incluir las cartas con la nueva Ley

1.4. Elaboración del menú adecuado

Cuando decimos que estamos elaborando un menú adecuado nos referimos a que, en base a las necesidades nutricionales de esa persona, estamos diseñando un menú que se asegura de cubrir todas ellas. Por tanto, para desarrollar un menú adecuado es necesario en primer lugar tener en cuenta a quién va dirigido y cuáles son sus necesidades de macronutrientes.

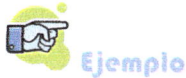

No es lo mismo crear un menú adecuado para una persona de 80 años con una vida sedentaria y ciertas enfermedades como pueden ser el colesterol, a preparar un menú para un comedor infantil.

Ya hemos visto la cantidad de energía que nos dan los macronutrientes, ahora vamos a ver la proporción en kcal de esos macronutrientes para que sea un menú equilibrado tal y como se muestra en la siguiente imagen.

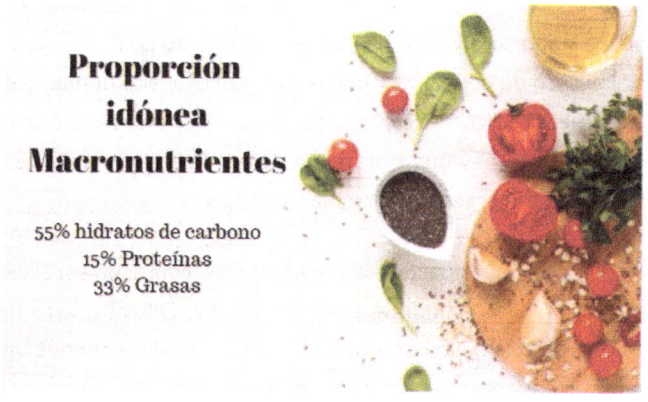

Proporción idónea de macronutrientes

Además de guardar estas proporciones, hay que tener en cuenta que no toda la energía puede ser consumida por el cuerpo en la misma ingesta, sino que esta debe repartirse en diferentes comidas a lo largo del día que den respuesta a las necesidades orgánicas.

Aunque como siempre venimos señalando todo es orientativo y hay que adecuarlos a las necesidades individuales, se pueden tener las siguientes proporciones como referencia del reparto que se puede realizar:

- **Desayuno**: 25% de la energía.
- **Comida**: 30-40% de la energía.
- **Merienda**: 10-15% de la energía.
- **Cena**: 20-30% del total de la energía.

1.5. Tiempo y conservación de los menús elaborados

Hay que tener especial cuidado con los alimentos que vamos a conservar una vez cocinados ya que se pueden estropear sin que nos demos cuenta y con ello enfermar a la persona que lo consuma.

A la hora de preparar los menús debemos distinguir varias formas de cocinado:

- **Frito:** Lo ideal es cocinarlo con aceite de oliva, aunque en el cocinado sirve cualquier aceite apto para consumo, la temperatura óptima será de 180 ºC, la forma de cocinado será vigilar hasta que el alimento se dore y una vez cocinado escurrir el exceso de aceite. Hay que evitar que el aceite humee o esté quemado ya que estropearía el alimento. Esta forma de cocinado es la que más le cuesta al estómago digerir, hay que evitarlo en dietas de adelgazamiento o si debemos bajar la cantidad de grasas por alguna patología.

- **Hervido:** Cocción en agua del alimento, puede contener especias y se puede introducir el alimento cuando el agua está fría o caliente, esto dependerá del grado de cocción que busquemos o bien del tipo de alimento que vamos a cocer. El agua empieza a cocer el alimento a partir de 100 ºC.

  Es una forma de cocinado muy beneficiosa si buscamos mantener todos los nutrientes del alimento o si estamos buscando una cocción apta para una dieta de adelgazamiento o tenemos alguna patología como problemas gastrointestinales.

- **Asado:** Acción directa de calor sobre el alimento, con temperaturas entre 250 y 300 ºC, se cocina con su propio jugo, dependiendo del alimento el tiempo será mayor o menor y la tempera se ajusta a la receta. Si el tiempo es excesivo el jugo del alimento desaparece y puede secarse. Se suelen utilizar especias y aceites para condimentar el asado.

- **Plancha:** Cocinado directo del alimento sobre una plancha o parrilla, los alimentos así se digieren bien y al no llevar grasa añadida para la cocina no suelen ser muy calóricas por lo que es perfecta para una dieta hipocalórica, si añadimos algo de grasa como el aceite podemos convertirlo en un salteado. Cuanta más cantidad de aceite lleve el salteado, menos digestivo es el alimento o receta.

- **Guisado:** Platos cocinados generalmente en olla, con una mayor cocción ya que suelen prepararse a fuego lento, cocinados a veces con grasas y a veces sin ella, sólo con el jugo del alimento, suelen ser menos digeribles ya que lo habitual es que sean recetas más contundentes y con más grasas.

Una vez revisadas las diversas formas de cocinado, vamos a ver los factores a tener en cuenta para la conservación del alimento una vez cocinado.

- Si lo vamos a guardar en frigorífico, comprobar que está bien cerrado y que no tiene contacto con otros alimentos no cocinados.
- Si hace calor no dejarlo a temperatura ambiente, guardar en frigorífico o congelador.
- Si lo tenemos congelado, descongelar en nevera un día antes o en el microondas en la función de descongelar. No hacerlo a temperatura ambiente.
- Esperar que la comida deje de quemar antes de meterla en el frigorífico, así evitamos cambios bruscos de temperatura en el alimento.
- Los alimentos que estén congelados o refrigerados deben calentarse en microondas u horno para que el interior se caliente de forma correcta y debe consumirse de forma inmediata.
- Las preparaciones que contengan leche o huevo nunca se conservaran a temperatura ambiente.

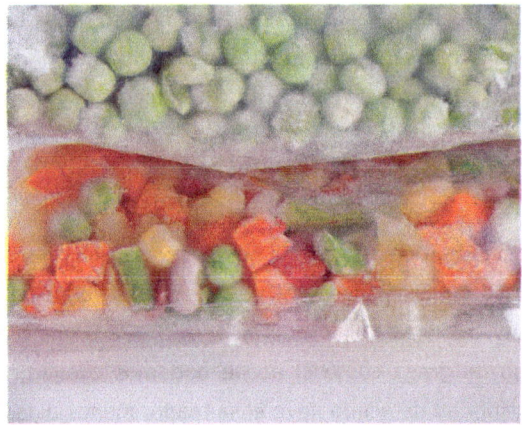

Hay que tener especial cuidado con no romper la cadena de frío de alimentos refrigerados y congelados

Una vez cocinado se puede conservar en el frigorífico o en el congelador. En el primer caso un máximo de 4 días y en el segundo caso un máximo de 4 meses, siempre y cuando el alimento esté en buen estado, ante el primer síntoma de mal olor o mal aspecto debemos desecharlo.

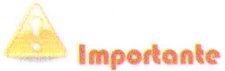 **Importante**

La mala conservación de los alimentos puede derivar en una intoxicación alimentaria.

2. Elaboración de dietas especiales

2.1. Menús especiales para personas diabéticas

Es fundamental que, a la hora de elaborar un menú para diabéticos, conozcamos un poco la enfermedad. Podemos encontrarnos dos tipos de diabetes:

- La **diabetes tipo 1** tiene carácter autoinmune y suele desarrollarse en la infancia, adolescencia y en la vida adulta hasta los 32-33 años Se produce cuando el páncreas, que es el responsable de fabricar la insulina no puede, por lo que el azúcar que ingerimos en los alimentos pasa directamente a la sangre sin poder entrar en las células (trabajo de la insulina), generando así una falta de energía para todo el cuerpo del individuo. Esta insulina tiene que suministrarse vía inyección o bomba de insulina y se hace en base a las raciones de hidrato que la persona vaya a consumir.

- La **diabetes tipo 2** en la que el páncreas sí fabrica insulina, pero no se utiliza de forma correcta por lo que se sigue acumulando la glucosa en sangre sin entrar en la célula. Este tipo de diabetes suele estar relacionado con el sobrepeso y tiene un fuerte factor hereditario, se suele corregir con una correcta alimentación y con medicación.

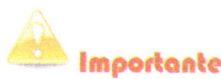 **Importante**

A pesar de lo que se pueda creer estos dos tipos de diabetes son muy diferentes entre ellas. Además, las personas con diabetes pueden consumir cualquier tipo de alimentos, siempre que mantengan un estilo de vida saludable y una alimentación equilibrada.

Cuando se elabora un menú para Diabetes debemos tener en cuenta que cada persona tiene unas necesidades nutricionales, como ya hemos visto en el anterior tema. Así hay que tener en cuenta la edad, sexo, peso y su condición física, además de si tiene algún tipo de enfermedad independiente de la diabetes.

En el caso de la diabetes, cada tratamiento es distinto ya que está ajustado al paciente por lo que las cantidades de alimentos también serán distintas. Veamos qué alimentos deben y no deben tomar y su proporción.

Alimentos recomendados:

- Elegir hidratos de carbono saludables como frutas, verduras, legumbres y cereales integrales.

- Elegir alimentos ricos en fibra ya que esta ayuda a controlar el azúcar en sangre, usar en la medida de lo posible alimentos integrales, frutas y verduras.
- Añadir grasas buenas en la dieta como el aceite de oliva, frutos secos o el pescado azul ya que ayudan a bajar los niveles de colesterol en sangre.

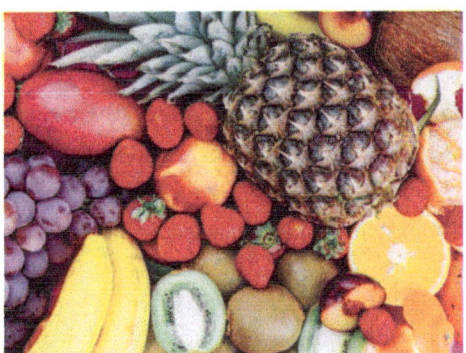

Las frutas proporcionan hidratos de carbono de rápida absorción además de ser gran fuente de vitaminas

Alimentos no recomendados:

- La diabetes puede aumentar el riesgo de enfermedades cardíacas por lo que hay que controlar ciertas ingestas.
- Grasas saturadas, presentes en carnes procesadas, precocinados, carnes rojas, lácteos no desnatados, aceite de palma, natas y mantequilla.
- Colesterol, controlar la cantidad que tomamos, limitando la ingesta de yema de huevo, carnes procesadas, embutidos, lácteos no desnatados.
- Controlar la cantidad de sal de la comida, usar más especias y aliños como el limón o el ajo y evitar la sal, sobre todo si hay problemas de tensión.

En cuanto a las cantidades dependerán del tipo de diabetes, su medicación y su evolución, además de los aspectos anteriormente comentados como la edad, el peso o su condición física.

Un ejemplo de menú tipo, podemos visualizar un plato, la mitad sería de verduras (sin almidón), un cuarto del plato podemos poner la proteína y el otro cuarto un hidrato lento tipo arroz integral o una verdura con almidón como patata o guisantes y un lácteo desnatado de postre. Lo ideal sería añadir la grasa buena como el aceite de oliva y/o un puñado de nueces o un poco de aguacate, ya que esta retrasa la asimilación de los hidratos previniendo la aparición de picos glucémicos muy nocivos para estas personas.

Diabetes tipo 1: comiendo "a raciones":

La alimentación de las **personas con diabetes tipo 1** tiene unas características muy concretas: se diseña atendiendo al número de raciones de hidratos de carbono que puede comer. Para una persona con diabetes mellitus tipo 1 una ración de alimento se corresponde a la cantidad de este alimento que contiene 10 gramos de hidratos de carbono.

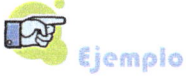

Un ejemplo de ración sería:

- 50 gr de plátano tiene 10 gr de hidratos de carbono.
- 20 gr de pan tradicional tiene 10 gr de hidratos de carbono.
- 50 gr de pasta blanca cocida tiene 10 gr de hidratos de carbono.

Cuando una persona con diabetes tipo 1 realiza el diseño de su menú debe tener en cuenta cuantas raciones de hidrato de carbono está incluyendo en esa comida, ya que en base a este dato tendrá que inyectarse una cantidad de insulina u otra (o liberar un bolo de insulina mayor o menor).

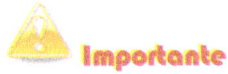

Es por esta razón por la que, en los servicios de restauración es muy importante para estas personas tener a su disposición las tablas nutricionales de los alimentos que se van a consumir ya que les facilita la labor de "conteo de raciones".

2.2. Menús especiales para personas con alergias e intolerancias alimentarias

Existen alimentos que pueden provocar reacciones adversas, en mayor o menor gravedad. Por ello, hay que valorar en el caso de que un alimento nos enferme, si estamos ante un caso de alergia o de intolerancia.

En el caso de alergia debemos tener especial cuidado ya que el alimento puede atacar a nuestro sistema inmune provocando picores o malestar gastrointestinal en el más leve de los casos, o un shock anafiláctico en el peor de los casos. El tratamiento en el caso de alergia alimentaria es no consumir ese alimento ni sus derivados.

En el caso de las intolerancias las reacciones no son tan graves a nivel médico, aunque sí resultan molestas para las personas ya que pueden ocasionar malestar como diarreas o dolor estomacal, pero no interfieren en el sistema inmune por lo que no puede causar la muerte. En el caso de las intolerancias, la persona puede tomar el alimento que se lo causa en pequeñas cantidades y de forma ocasional, incluso hay medicamentos que ayudan a que la persona con ciertas intolerancias pueda comer sin problema dicho alimento, por ejemplo, la lactosa.

La nueva **Ley de Información Alimentaria** (Reglamento Europeo 1169/2011) cuenta con un anexo en el que se listan todas las sustancias que suponen un riesgo para las personas que sufren alergias o intolerancias alimentarias.

Se debe advertir de su presencia en el etiquetado, aunque solo exista la posibilidad de que haya trazas de alguno de ellos. A continuación, repasamos el listado de los 14 alérgenos que deben aparecer en los etiquetados y cartas de restaurantes a partir del 13 de diciembre de 2014:

- **Cereales que contengan gluten**. Trigo, centeno, cebada, avena, espelta y productos derivados. En este punto quedan excluidos los jarabes de glucosa a base de trigo, incluida la dextrosa; las maltodextrinas a base de trigo; los jarabes de glucosa a base de cebada; y los cereales que se utilizan para hacer destilados alcohólicos, incluido el alcohol etílico de origen agrícola.

- **Crustáceos**. Todos los alimentos que contengan crustáceos derivados y sus trazas.

- **Huevo**. Todos los alimentos que contentan huevo, incluido trazas de huevo.

- **Pescado y productos a base de pescado**. Salvo gelatina de pescado utilizada como soporte de vitaminas o preparados de carotenoides y gelatina de pescado o ictiocola utilizada como clarificante en la cerveza y el vino.

- **Leche**. Todos los alimentos que contengan leche y derivados como la proteína de leche o la lactosa.

- **Soja y productos a base de soja**. Aunque no habrá que informar si contienen aceite y grasa de semilla de soja totalmente refinados; tocoferoles naturales mezclados (E306), d-alfa tocoferol natural, acetato de d-alfa tocoferol natural y succinato de d-alfa tocoferol natural derivados de la soja; fitosteroles y ésteres de fitosterol derivados de aceites vegetales de soja; o ésteres de fitostanol derivados de fitosteroles de aceite de semilla de soja.

- **Frutos de cáscara**. Almendras, avellanas, nueces, anacardos, pacanas, nueces de Brasil, alfóncigos, nueces macadamia o nueces de Australia y productos derivados.

- **Cacahuetes y productos a base de cacahuetes**. Todos los productos que contengan maní o también pueden contener trazas de cacahuetes.

- **Dióxido de azufre y sulfitos**. En concentraciones superiores a 10 mg/kg o 10 mg/litro en términos de SO2 total, para los productos listos para el consumo o reconstituidos conforme a las instrucciones del fabricante.

- **Granos de sésamo y productos a base de granos de sésamo**. Todos los productos que puedan contener trazas de sésamo.

- **Mostaza y productos derivados**. Todos los productos que puedan contener trazas de mostaza.

- **Apio**. Y productos derivados.

- **Altramuces y productos a base de altramuces**. Todos los productos que puedan contener trazas de altramuces.

- **Moluscos y productos a base de moluscos**. Todos los productos que puedan contener trazas de mariscos.

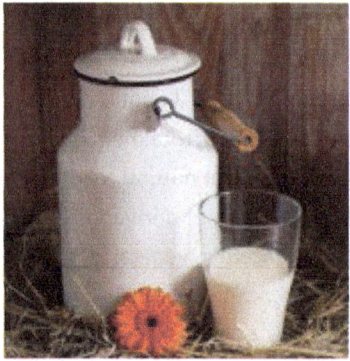

Es posible llevar una dieta equilibrada prescindiendo o reduciendo el consumo de lácteos

Una de las principales intolerancias alimentarias que existe es a la lactosa. El individuo tiene un déficit de la enzima que interviene en la digestión de la lactosa: la lactasa. Se produce cuando el intestino delgado no produce la cantidad suficiente de la enzima lactasa. Esta enzima transforma la molécula de lactosa en otras dos más simples, glucosa y galactosa y estas pasan a la sangre a través de las vellosidades intestinales. Si hay carencia de esta enzima, la lactosa pasa directamente al colon sin ser metabolizada y allí, la interacción con las bacterias intestinales produce los síntomas.

Generalmente no es una enfermedad grave. Los síntomas son desagradables, pero no suelen tener consecuencias para la salud. Los individuos que padecen este trastorno suelen tolerar cierta cantidad de lactosa, por lo tanto, no han de suprimir la leche de sus dietas del todo. La dieta para los intolerantes a la lactosa consiste en disminuir la cantidad de alimentos que la contienen. Consiste en llevar una dieta equilibrada sustituyendo la leche por otros alimentos que aportan sus propiedades nutricionales.

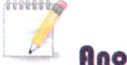

Anotación

En el mercado existen leches sin lactosa, que se obtienen precisamente, añadiendo a la leche la lactasa de la que carece el intolerante.

INGREDIENTES: almendra 60 %, jarabe de glucosa y fructosa, azúcar, miel, **clara de huevo** y oblea (almidón de patata, agua y aceite vegetal de girasol).

INFORMACIÓN SOBRE ALÉRGENOS: Puede contener **cacahuetes, leche** y **frutos de cáscara**.

INGREDIENTS: **almonds** 60 %, glucose and fructose syrup, sugar, honey, **egg white** and wafer (potato starch, water and vegetable sunflower oil).

ALLERGEN INFORMATION: May contain peanuts, soy, milk and tree nuts.

Ejemplo de etiqueta con advertencia sobre alérgenos

Aunque en un establecimiento y según normativa se deba tener especificado los tipos de productos que son utilizados en la elaboración de los menús, es esencial tener en cuenta que siempre existe la posibilidad de que se produzca una contaminación cruzada.

Esto ocurre cuando los microorganismos de un alimento, que no debería aparecer en una receta, pasan otro alimento durante la elaboración.

Por ejemplo, si estamos elaborando una ensalada césar con nueces y pasas y no limpiamos bien la superficie de trabajo o incluso reutilizamos los enseres que se hayan utilizado para la realización de la receta, puede ser que el mismo polvo que se desprende de las nueces llegue al siguiente plato provocando una reacción alérgica en la persona que lo consuma.

En la actualidad, aquellas fábricas donde se elaboran varios productos alimenticios suelen incluir en sus etiquetas una llamada de atención tipo que le resultará muy familiar. Esta advertencia aparece porque la fábrica no puede asegurar al 100% que los productos que se elaboran no entran en contacto de alguna manera en algunos de los puntos de elaboración.

2.2.1. **Consumiciones adecuadas**

En el caso de las alergias, se puede consumir cualquier tipo de alimento al que no se tenga alergia, teniendo cuidado de que los otros alimentos no contengan en su composición ingredientes ni trazas del alimento al que se es alérgico, ni sean derivados.

Por otro lado, con las intolerancias la restricción de alimentos no es tanta como en las alergias. Se debe tener cuidado, pero sus efectos no son tan graves. En la actualidad, existen muchos productos que se han adaptado por los fabricantes para hacerlos aptos para los intolerantes, por ejemplo, los productos sin gluten y sin lactosa.

Pongamos como ejemplo la intolerancia a la lactosa, que es de las más comunes. Algunos alimentos que pueden tomar sin problema son:

- Fruta natural.
- Frutos secos.
- Pescados.

- Mariscos.
- Cereales.
- Huevos.
- Miel.
- Mermelada.
- Patatas.
- Arroz.
- Pasta.
- Verduras.
- Legumbres.
- Carnes blancas y rojas.
- Bebidas de soja, coco, avena, arroz, leche almendras, etc.

2.2.2. Consumiciones no recomendadas

En la actualidad se considera que existen más de 70 alimentos susceptibles de provocar alergias en la población, y ciertas proteínas contenidas en muchos alimentos son el tipo de nutrientes causantes de la mayoría de ellas. La edad, la madurez inmunológica y los hábitos alimenticios condicionan la incidencia de las alergias. También la zona geográfica implicada es fundamental a la hora de realizar un estudio y prevención de las alergias.

El tratamiento general para todos los tipos de alergia es la prevención, es decir, evitar el consumo del alimento que provoca la alergia (tanto derivados del mismo como alimentos que lo contengan). Hay que tener en cuenta en todo momento que no existe un tratamiento que evite que se desencadenen las alergias.

Respecto a las intolerancias, hay que **evitar consumir alimentos que contengan el** alérgeno y sus derivados.

Siguiendo con el ejemplo de la intolerancia a la lactosa, los alimentos que están totalmente prohibidos son:

- Leche de mamífero, leche evaporada, condensada y crema de leche.
- Mantequilla y suero de mantequilla.
- Nata y nata líquida.
- Salsa bechamel.
- Queso.
- Yogures.
- Helados.
- Flan, natillas, arroz con leche y mousse.
- Chocolate con leche.
- Trazas de leche.

2.2.3. Consumiciones para tomar de forma ocasional

Como ya hemos mencionado en los apartados anteriores, para el caso de las alergias **no existe ningún tratamiento** que permita consumir algún producto que contenga un alimento que provoque alergia.

En el caso de las intolerancias **no hay tantas restricciones.** Volviendo al ejemplo de la intolerancia a la lactosa, algunos productos que se pueden tomar de forma ocasional, pero teniendo especial cuidado y prestando atención a las indicaciones de la etiqueta, son:

- Margarina.
- Cremas, sopas y purés (patata, verduras).
- Panes.
- Embutidos.
- Frituras de carne y rebozados.
- Platos precocinados.
- Aderezo de ensaladas.
- Mayonesa.

- Sorbetes de helado y batidos.
- Pasteles, tartas, creps y bollos.
- Cereales enriquecidos y galletas.
- Sucedáneos del chocolate.
- Bebidas alcohólicas.

3. Identificación de elementos que evitan situaciones de riesgo a la salud, derivados de la alimentación

3.1. La importancia del etiquetado de los alimentos

En nuestro país, todos los alimentos deben estar etiquetados según la legislación española y de la comunidad europea. Los alimentos que no estén correctamente etiquetados o envasados debemos rechazarlos y no consumirlos ya que no ofrecen garantía de calidad.

El etiquetado del alimento nos sirve para conocer la composición del alimento que vamos a consumir, entre lo que podemos destacar sus ingredientes, origen, valores nutricionales y alérgenos.

Anotación

En el año 2016 salió una modificación del Reglamento de la información alimentaria que obligaba a las etiquetas a tener una letra clara y avisar de forma más adecuada las posibles alergias que podría causar el alimento.

Antes de adquirir un alimento debemos tener en cuenta varios factores:

- Comprar alimentos de temporada, esto ayudará a que sea más fresco y sea más económico.

- Conocer el etiquetado y ver si cumple la normativa vigente.
- Conocer la procedencia del alimento.
- Comprobar que es lo que necesitamos y no dejarnos guiar sólo por la publicidad del alimento, dar mayor importancia a la calidad sobre la publicidad.
- Comprobar que cumple las normas de higiene alimentaria.

A. ¿De qué debe informar una etiqueta?

Las etiquetas de los alimentos deben informar de los siguientes aspectos:

1. Origen del alimento

Según la normativa española es obligatorio que las empresas especifiquen el lugar de procedencia de los productos que se comercializan. Hay que tener en cuenta que la normativa varía según el tipo de países y por tanto lo que para un país es "ilegal" o no está bien visto de utilizar en un producto para otro es algo de lo más normal.

2. Denominación

No podemos olvidar la publicidad engañosa, hay que mirar bien los ingredientes ya que no es lo mismo adquirir un batido con fresa que un batido sabor a fresa que en este caso llevaría saborizante y no fruta.

3. Ingredientes

En este apartado deben aparecer detallados todos los ingredientes que forman parte del producto. El primer ingrediente que aparece es el que está en más cantidad en el producto.

En el caso de tener alguna duda sobre la composición de los productos es recomendable comparar la lista de ingredientes con la tabla nutricional que también figura en la etiqueta del producto, ya que al comparar ambas podrá ver cuál es la presencia de estos ingredientes en el producto en sí.

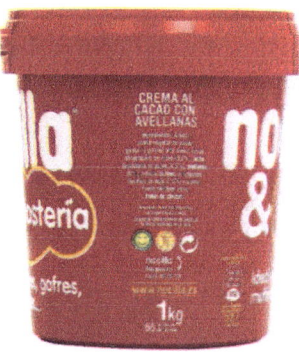

Etiqueta con ingredientes

Si nos fijamos en la imagen de la siguiente pantalla, que se corresponde con la tabla nutricional del producto que mostramos aquí, podemos hacernos una idea de la cantidad de azúcar que tiene el producto en sí.

4. Valores nutricionales

Suele indicarse cada 100 gr y en algunos casos también por ración. Sin embargo, hay que tener mucho cuidado con este punto ya que muchas empresas alimenticias "juegan al despiste" alterando esta normalidad.

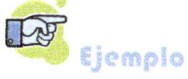
Ejemplo

Los últimos packs de una marca para preparado de cacao introducen la información ahora según un vaso de bebida reconstituida, lo que puede llevar ciertamente a perder un poco la noción de los valores reales del alimento.

También es muy común que los alimentos tengan una doble columna, siendo la de la izquierda la que corresponde a valores relativos a 100ml o 100gr de producto, y la de la derecha los valores que corresponden a valores relacionadas con el valor de consumo.

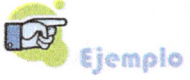

Una pizza puede tener un valor de 30 kcal por cada 100 gr. Pero justo en la columna de la derecha se entiende que una persona media puede ingerir media pizza y le informan de que ese consumo equivale a 150 kcal.

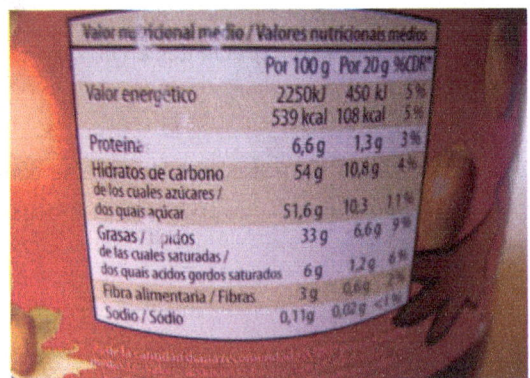

Ejemplo de tabla nutricional

5. Alérgenos y alcohol

Los alérgenos deben indicarse en otro tipo de letra o subrayado, también las trazas si las llevara.

Si el producto lleva alcohol debe poner la cantidad en %.

6. Conservación y cantidad del producto

En el etiquetado debe reflejarse cómo debe ser conservado el alimento, ya sea en frío o en un lugar seco y ventilado.

Por otro lado, la cantidad suele expresarse en términos de valores netos para que el cliente tenga una idea de la cantidad de producto que está comprando al final. Suele reflejarse en peso, volumen o unidad.

7. Modo de empleo y fecha de caducidad y envasado

Si fuera necesario se debe especificar la forma de cocinado del alimento, su tiempo de cocinado y a veces alguna opción de receta.

Cuando un alimento etiquetado es de larga duración se ofrece una fecha de consumo preferente tras la cual el alimento puede empezar a perder cualidades, esta fecha es diferente a la fecha de caducidad por la cual el alimento se deteriora si pasa de esa fecha de consumo y puede ser perjudicial para la salud.

Además, las empresas indican el lote del producto, para que en caso de que alguna partida dé algún tipo de problema pueda recuperarse todos los productos rápidamente.

8. Datos del fabricante

Nombre de la entidad y datos del fabricante o empresa que lo abastece, nombre de la entidad y datos del domicilio incluyendo localidad y país de origen.

 **Importante**

Es muy importante cuando se cocina un alimento que va a consumirse por varias personas que no forman parte de una unidad familiar que se guarden las etiquetas de los productos utilizados para la elaboración de la receta por la información que puede darnos esta.

B. Factores a tener en cuenta a la hora de elegir un alimento

Además del etiquetado, debemos tener en cuenta una serie de factores:

- La elección de alimentos estará condicionada por la economía del comprador. En este punto entra en juego las ofertas de los distintos comercios y la época ya que dependerá de si compramos alimentos de temporada o no.
- Dependiendo de la periodicidad con que se haga la compra se comprará mayor o menor cantidad de alimentos y esto influirá en el cocinado y su conservación.
- Hoy día la publicidad juega un papel importante en la elección de los productos que compramos por ello hay que estudiar con detenimiento qué es lo que buscamos o necesitamos, intentando no caer en adquirir alimentos que no vamos a consumir.
- La importancia de consumir alimentos de temporada está en que dichos alimentos están regulados para que su producción sea controlada en ciertas épocas del año, por lo que son más ricos nutricionalmente, además de que su producción al ser mayor es de menor costo.

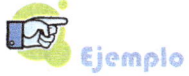

Ejemplo

Un ejemplo de estos factores ocurre con las verduras y frutas de temporada:

- **Primavera:** ajos tiernos, fresas, albaricoques, cebolletas, espárragos verdes.
- **Verano:** judías verdes, tomates, zanahorias, lechuga, pepinos, calabacines, patatas, remolacha, sandía, melón, grosella, melocotón, ciruelas, albaricoques, paraguayas.
- **Otoño:** judías verdes, nabos, setas, berenjenas, castañas, naranjas, mandarinas, granadas, uvas, higos, dátiles, boniatos, piña, chirimoyas.
- **Invierno:** guisantes, alcachofas, coles de Bruselas, coliflor, zanahorias, habas, rábanos, escarola, lechuga, berros, manzanas, peras, naranjas, limón, mandarinas, plátanos, chirimoyas.

Anotación

Cada vez encontramos más alimentos de temporada durante todo el año ya que se cultivan en sitios en los que ajustan las condiciones adecuándolas a lo que necesita el alimento.

3.2. Medidas de prevención en la manipulación de alimentos en la cocina

En el año 2019 saltó a la luz el caso de un joven de 20 años que había fallecido tras consumir pasta en mal estado que él mismo había elaborado. La noticia conmocionó no solo por la edad del muchacho, sino por el hecho de que la pasta es considerada generalmente uno de los elementos menos dañinos y peligrosos de la gastronomía casera. Sin embargo, el hecho estaba basado en una realidad que pocas personas conocían, el llamado "Síndrome del arroz frito".

Este síndrome poco conocido se produce cuando a la ingesta de una bacteria conocida como "*Bacillus Cereus*" que había proliferado en el plato de pasta al no haberlo guardado en la nevera en los tiempos prudenciales.

Además de las recomendaciones que ya se hicieron en el apartado de "conservación de los alimentos", a continuación, a continuación vamos a ver algunos consejos más sobre medidas de prevención en la manipulación de alimentos:

- **Mantener la limpieza personal:**
  - o Es necesario lavarse las manos antes de empezar a trabajar en la cocina y después de la preparación de la comida en sí.
  - o Obviamente es muy importante mantener los hábitos de limpieza personal cuando se acude al baño o simplemente cuando se sale y se vuelve a entrar en la cocina.
  - o Es necesario realizar un lavado y desinfección de las zonas de cocinado, así como de los utensilios que se usen para cocinar.
  - o Evitar utilizar utensilios que no hayan sido lavados anteriormente, aunque se piense que esto no es necesario porque "solo lo ha usado un poco".
  - o Procurar proteger los alimentos que van a consumirse de posibles insectos como moscas u hormigas, e incluso del contacto de los animales domésticos o mascotas.
  - o El lavado constante de manos sería algo inservible si no cambiamos periódicamente las toallas con las que nos secamos las mismas.

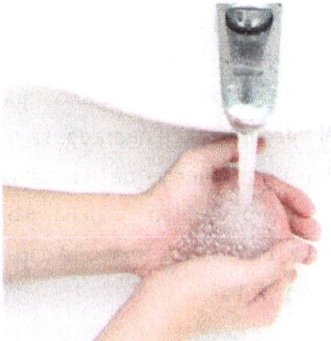

A la hora de manipular alimentos es fundamental lavarse las manos bien

- **Separar los alimentos adecuadamente:**
  - o Procurar separar los alimentos frescos de los cocinados.

- o Guardar los alimentos convenientemente evitando que, por ejemplo, puedan caer salpicaduras de unos sobre otros.
  - o Mantener el buen estado de los elementos donde se conserven los alimentos para evitar posibles fugas.

- **Cocinar completamente los alimentos y guardar atención a las recomendaciones del proveedor:**
  - o En el caso del consumo de pescado crudo, guardar los tiempos de congelado que aconseje el pescadero y nunca consumirlos si nota algún tipo de olor extraño.
  - o Asegurarse de que los guisos alcanzan la temperatura adecuada.

- **Conservar los alimentos adecuadamente:**
  - o Evitar largas exposiciones a altas temperaturas.
  - o Evitar romper las cadenas de frío en productos congelados o refrigerados, y en el caso de hacerlo desechar el producto en cuestión.
  - o Recordar que cuando se rompe la cadena de frío el alimento no sólo pierde calidad, sino que además puede ser fuente de gérmenes y bacterias.

- **Desechar cualquier alimento que genere incertidumbre.** Malos olores, mal color o una lata abollada pueden ser síntomas de algo no va bien con ese producto.

3.3. Atención a los síntomas de posibles intoxicaciones o alergias para la localización de alimentos

Una intoxicación alimentaria se da cuando una persona consume o bebe un producto alimenticio que está en mal estado. Los síntomas más frecuentes son:

- Dolor abdominal.
- Diarrea.
- Fiebre.

- Pérdida de apetito.
- Náuseas.
- Vómitos.
- Debilidad muscular, fatiga.
- Deshidratación.

En la mayoría de los casos, las fuentes de las intoxicaciones alimentarias son productos de uso habitual que se han conservado mal. Desde pescados, carnes, lácteos (sobre todo si estos están sin pasteurizar), frutas y verduras que no se han lavado correctamente, salsas...

Normalmente, este tipo de intoxicaciones no pasan de dejar un mal cuerpo de tres a cuatro días. Sin embargo, en algunos casos las intoxicaciones son más graves y necesitan de un periodo de internamiento hospitalario.

A. Tipos de Intoxicaciones alimentarias

Dentro de las patologías causadas por una intoxicación alimentaria podemos distinguir:

- **Infección alimentaria:** se producen por la presencia de un organismo patológico en el alimento produciendo enfermedad.
- **Intoxicación alimentaria:** unas sustancias llamadas toxinas provocan la enfermedad.
- **Infestación:** se produce cuando el agente causal es un parásito.
- **Intoxicación:** se produce cuando existe un tóxico al alimento.

Cuando en el alimento infectado se unen las dos primeras se denomina **toxiinfección alimentaria**. Sus síntomas pueden ser diarrea, calambre abdominal y vómitos, puede estar acompañado de fiebre, una vez consumido el alimento infectado aparecen los primeros síntomas, pueden ser remitidos con medicación o dieta y no revisten demasiada gravedad, aunque puede ser grave si la persona tiene algún tipo de patología o si es de corta o avanzada edad.

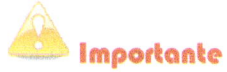 **Importante**

Para evitar una toxiinfección alimentaria debemos tener especial cuidado si cocinamos los alimentos con mucha antelación, lo conservamos de una manera incorrecta o lo recalentamos mal.

B. Bacterias causantes de las toxiinfecciones alimentarias más conocidas

Algunas de las bacterias que provocan las toxiinfecciones alimentarias más conocidas son:

- **Salmonella.** Provoca la infección alimentaria más frecuente llamada *Salmonelosis*. Se caracteriza por la aparición de una molestia gastrointestinal acompañado de fiebre que aparece entre 12 y 72 horas después de la ingestión de los alimentos contaminados. Suele transmitirse por consumo de carne de aves de corral poco cocinadas, carne picada, verduras de ensaladas regadas con aguas residuales y alimentos elaborados con huevo, como salsas, mayonesas, cremas…

- **Estafilococo**. Provoca una toxiinfección alimentaria, causada por una toxina que produce dicha bacteria. Cursa con un síndrome gastrointestinal más leve que la salmonelosis, que no se acompaña de fiebre. Aparece antes de 24 horas después del consumo de los alimentos contaminados y desaparece relativamente pronto. Suele transmitirse por el consumo de quesos frescos, o cremas y natas de pastelería. También es frecuente la transmisión por manipuladores que tengan esta bacteria en sus fosas nasales o en su piel, mediante estornudos o heridas mal protegidas a la hora de cocinar.

- **Clostridium botulinum.** Esta bacteria produce una toxina al desarrollarse en los alimentos, causando una grave enfermedad llamada *botulismo* que cursa con un síndrome gastrointestinal acompañado de visión doble, dificultad para deglutir, y otros trastornos que en 12 o 15 horas puede afectar a todo el sistema nervioso y provocar la muerte. Puede presentarse en conservas en mal estado y, sobre todo, en conservas caseras en las que no se han seguido las normas higiénicas imprescindibles para garantizar su calidad y salubridad.

- **Clostridium perfringens.** También produce una toxina, pero la patología que lo acompaña es más leve, cursando con diarreas y dolor abdominal. Está presente en alimentos mal recalentados, como platos de buffet, carne y aves de corral cocinadas, judías, salsas, estofados y sopas.

C. Alimentos más susceptibles de ser infectados

Algunos alimentos son más propensos a contaminarse, por ejemplo:

- **Huevo y derivados:** Lo ideal es utilizar huevos frescos y que tengan una correcta higiene, cáscara sin romper y limpia. Para evitar contaminación lo mejor es utilizarlos una vez cocinado y sin que pase mucho tiempo después del cocinado, si lo vamos a consumir posteriormente habrá que conservarlo en frío y de forma correcta.

- **Carne picada:** Hay que tener especial cuidado con la máquina que utilizaremos en el picado de la carne ya que puede acumular microorganismos de otras carnes procesadas, al picar la carne hace que la superficie se pueda contaminar con los microorganismos que hay en el aire, lo ideal es que la carne sea de buena calidad y esté bien conservada, que una vez picada se conserve en el frigorífico de forma correcta hasta que vaya a cocinarse y consumirse.

- **Carne:** La carne es uno de los alimentos más susceptibles de contaminación por la salmonella ya que durante su caza, despiece y manipulación puede infectarse de una forma más fácil, por eso es importante que la carne se consuma bien cocinados y evitar las carnes crudas o poco hechas, destruyendo los microorganismos que pueda mantener.

- **Leche y derivados:** La leche puede infectarse durante su obtención, debe conservarse en perfectas condiciones para evitar su contaminación, la leche antes de consumirse debe hervirse, lo ideal es usar leche pasteurizada, tanto en la leche como en los derivados como yogur, quesos, natas o mantequillas, debe tenerse en cuenta la fecha de caducidad.

- **Pescado y marisco:** Lo ideal a la hora de cocinar y consumir pescados es que sea lo más fresco posible o en su defecto que esté congelado de una forma correcta ya que son alimentos que se estropean con mucha facilidad, lo ideal para conservarlos es que estén limpios de vísceras.

- **Verduras:** Es importante que cuando consumamos verduras crudas estén bien lavadas evitando así restos de pesticidas o tratamientos para evitar su deterioro. Es aconsejable usar unas gotas de lejía en el agua para una mejor desinfección.

- **Legumbres:** Deben mantenerse en agua durante unas 10 horas para ablandarlas y que se cocinen de forma correcta y sean aptas para su consumo.

- **Aceite:** Cuidar el aceite con el que cocinamos, no abusar del mismo aceite para cocinar ni mezclar distintos tipos de aceite ya que se cocinarán a distinta temperatura.

Por otro lado, cuando se habla de una alergia alimentaria, se refiere a una respuesta anormal del sistema inmunológico de ciertos individuos que se desencadena tras la ingesta (a veces también tras el contacto e inhalación) de un alimento. El alimento puede ser ingerido en pequeñas cantidades y, aun así, desencadenar una fuerte respuesta anafiláctica. A veces la respuesta inmunológica no es inmediata a la ingestión, contacto o exposición respiratoria con el alimento, sino que, debido a ciertas células mediadoras, se manifiesta más tarde en forma de reacción dermatológica o digestiva.

Se pueden clasificar las alergias en tres grupos:

- **Mediadas**. Son las producidas por reacciones debidas a una patología inmunitaria con mediación de anticuerpos de tipo IgE o inmunoglobulinas. En este tipo de alergia, la persona reacciona de un modo inmediato, y con gran hipersensibilidad hacia el alimento que contiene el alérgeno. Son las más graves, ya que pueden llevar a una anafilaxia en menos de una hora y exponer al individuo a la muerte a pesar de haber ingerido pequeñas cantidades de alimento.

- **No mediadas**. Son las alergias debidas a otro tipo de mecanismo inmunitario, generalmente mediadas por células, sin presencia de gammaglobulinas. En general, el individuo ha ingerido mayor cantidad de alimento y los síntomas de la reacción adversa no son inmediatos, puede transcurrir un período de tiempo comprendido entre una hora y varios días. El peligro de este tipo de alergia es que puede ser crónica y difícil de diagnosticar al no relacionarla directamente con el alérgeno y, por tanto, podría afectar gravemente a la salud con el tiempo.

- **Mixtas**. Pueden estar mediadas en parte por gammaglobulinas y también por células del sistema inmunitario del individuo.

 Anotación

En la actualidad se considera que existen más de 70 alimentos susceptibles de provocar alergias en la población y, como ya se ha mencionado, ciertas proteínas contenidas en muchos alimentos son el tipo de nutriente causante de la mayoría de ellas. La edad, la madurez inmunológica y los hábitos alimenticios condicionan la incidencia de las alergias. También, la zona geográfica implicada es fundamental a la hora de realizar un estudio y prevención de las alergias.

Debido a esto, en el ámbito de la Unión Europea, se ha establecido por consenso una lista de los 14 ingredientes susceptibles de provocar el mayor número de incidencias alérgicas:

- Cereales que contengan gluten.
- Productos a base de crustáceos.
- Huevos y productos de huevo.
- Pescado y productos a base de pescado.
- Cacahuetes y productos a base de cacahuetes.

- Soja y productos a base de soja.
- Leche y sus derivados (incluida la lactosa).
- Frutos de cáscara.
- Apio y productos derivados.
- Mostaza y productos derivados.
- Granos de sésamo y productos a base de granos de sésamo.
- Dióxido de azufre y sulfitos en concentraciones superiores a 10 mg/kg o 10 mg/litro
- Altramuces y productos a base de altramuces
- Moluscos y productos a base de moluscos.

Anotación

Este listado es el actual que contempla la Unión europea. Es posible que sea ampliado en el futuro por las entidades competentes, y que sea adaptado y actualizado continuamente según necesidades. El sector de la alimentación está obligado a mantener al día el listado en beneficio de los consumidos.

Los síntomas generales que puede presentar una persona debido a una reacción alérgica a algún alimento son:

- **Respiratorios**. Moqueo, estornudos, asma (dificultad para respirar), tos.
- **Cutáneos**. Inflamación de labios, boca, lengua, cara y /o garganta (angioderma), urticaria, erupciones o enrojecimiento, prurito, eccema.
- **Gastrointestinales**. Dolor abdominal, diarrea, náuseas, vómitos.
- **Sistémicos**. Shock anafiláctico.

Una vez que se ha desencadenado la reacción, lo que se puede hacer para paliar el problema cuando este se presenta de forma leve es administrar medicamentos antihistamínicos, que lograrán reducir los síntomas y manifestaciones de la alergia.

 **Importante**

Hay que tener en cuenta que no son eficaces para prevenirla y tampoco funcionan cuando la reacción es fuerte.

La cuestión del tratamiento, una vez producidos los síntomas, compete a las autoridades sanitarias. Una pronta actuación sanitaria es imprescindible pues los síntomas y las consecuencias pueden ser variadas. Como se ha mencionado, desde leves reacciones a graves anafilaxias que pueden resultar mortales.

Si se observan síntomas de anafilaxia (dificultad severa respiratoria, pulso acelerado, descenso fuerte de la presión sanguínea o pérdida de conocimiento), es necesaria la administración de una inyección de epinefrina o adrenalina y traslado inmediato a urgencias.

 **Importante**

Los individuos que tienen alergia a algún alimento suelen llevar siempre consigo una inyección de epinefrina (adrenalina) de emergencia, por lo que se debe comprobar.

Por último, señalar que una persona que haya tenido una reacción leve anterior ante un alimento no significa que no puedan esperarse reacciones más graves en ocasiones posteriores.

3.4. Trazabilidad de los elementos causantes de una posible contaminación de los alimentos

La trazabilidad se refiere a la capacidad de rastrear todos los pasos a lo largo de la cadena de suministro de un alimento, desde su producción hasta su consumo final. Esto implica identificar y registrar todos los procesos y actividades relacionados con la producción, procesamiento, almacenamiento, transporte y distribución de los alimentos, así como la identificación de los proveedores y los destinatarios de cada lote o partida de alimentos.

La trazabilidad permite identificar rápidamente la fuente de cualquier contaminación o problema de seguridad alimentaria que pueda surgir. Al conocer la procedencia y el historial de un alimento, es posible tomar medidas correctivas de manera oportuna para prevenir la propagación de enfermedades transmitidas por los alimentos o para retirar del mercado productos contaminados.

Algunos elementos clave de la trazabilidad de los elementos causantes de una posible contaminación de los alimentos son:

- **Identificación de lotes**. Cada lote o partida de alimentos debe ser claramente identificado y registrado para permitir su seguimiento a lo largo de la cadena de suministro.
- **Registro de proveedores**. Es importante mantener registros detallados de los proveedores de materias primas e ingredientes utilizados en la producción de alimentos.
- **Registro de procesos**. Se deben documentar todos los procesos de producción, procesamiento y manipulación de alimentos, incluidos los controles de calidad y las medidas de higiene.
- **Etiquetado**. Los productos alimenticios deben etiquetarse adecuadamente con información sobre su origen, fecha de producción, fecha de caducidad y cualquier otro dato relevante para su trazabilidad.
- **Sistemas de seguimiento**. Las empresas alimentarias pueden utilizar sistemas informáticos o tecnológicos para facilitar el seguimiento y la gestión de la trazabilidad de los alimentos.

3.5. Trazabilidad de posibles alimentos causantes de una alergia

La trazabilidad de posibles alimentos causantes de una alergia es fundamental para proteger la salud de las personas con alergias alimentarias. Algunos aspectos clave a tener en cuenta sobre la trazabilidad en este contexto son:

- Los alimentos deben etiquetarse claramente para indicar la presencia de alérgenos comunes, como leche, huevos, cacahuete, nueces, trigo, soja, pescado y mariscos, así como cualquier otro alérgeno específico presente en el producto.
- Las empresas alimentarias deben mantener registros detallados de los ingredientes utilizados en la fabricación de sus productos, incluidas las especificaciones de los proveedores y cualquier cambio en la formulación.
- Se deben implementar medidas para prevenir la contaminación cruzada entre alimentos que contienen alérgenos y aquellos que no los contienen durante la producción, procesamiento, almacenamiento y transporte.
- Es fundamental que el personal que manipula alimentos esté capacitado en la identificación y prevención de alérgenos, así como en el manejo adecuado de situaciones de emergencia relacionadas con alergias alimentarias.
- Las empresas deben proporcionar información clara y precisa sobre la presencia de alérgenos en sus productos, ya sea a través del etiquetado, la información en línea o el servicio al cliente.
- En caso de que se identifique un problema de alérgenos en un producto, se debe poder rastrear rápidamente su origen y retirarlo del mercado de manera efectiva para evitar riesgos para la salud de los consumidores alérgicos.

Resumen

En este módulo hemos visto la importancia de la pirámide nutricional y cómo va evolucionando con los años, adaptándose así a los nuevos hábitos y alimentos que aparecen. En esta pirámide se encuentran recogidos los alimentos que puede consumir una persona y en qué proporción debe hacerlo. Siempre hay que tener en cuenta que, aunque la pirámide es oficial para todos, cada persona debe ajustarse a sus necesidades nutricionales y solo usarla como referencia haciendo los cambios que estime necesario.

Cada alimento aporta una cantidad de energía diferente, esta se expresa en términos de Kcal y es un dato que también debe tenerse en cuenta a la hora de diseñar un menú.

Es importante destacar que en la elaboración de un menú hay que buscar siempre el equilibrio para conseguir una correcta nutrición, por lo que conocer la ingesta recomendada de cada grupo de alimentos, la cantidad de energía que aporta y nuestro gasto energético es primordial. Para ello, se puede calcular el aporte energético de los alimentos y el gasto que hace nuestro cuerpo en reposo y si hacemos ejercicio.

Por otro lado, no solo hay que destacar la importancia de la elaboración de un menú equilibrado, sino también de la forma de cocinado y de su correcta conservación posterior, ante los posibles problemas de aparición de las intoxicaciones alimentarias.

También se han estudiado varios tipos de menú, según patologías, hemos aprendido a diferenciar entre diabetes de tipo 1 y diabetes de tipo 2. Con toda esta información podremos hacer menús específicos para cada uno de ellos sin miedo a equivocarnos.

Se ha destacado la importancia del etiquetado en los alimentos y de saber leer esas etiquetas. Sabemos un poco más sobre alergias e intolerancias, que aunque tienen similitudes, una es bastante más peligrosa que la otra.

Por último, otros aspectos fundamentales que se deben tener presentes en cocina son la higiene y la trazabilidad de los alimentos, siguiendo una serie de consejos y recomendaciones evitaremos intoxicaciones y alergias alimentarias.

Módulo 1. Menús para dietas especiales

Glosario

Alérgeno

Sustancia que produce alergia.

Almidón

Macromolécula presente en muchos alimentos, es el glúcido de reserva de gran cantidad de vegetales, no está en alimentos de origen animal.

Criterios nutricionales

Reglas en las que se basan los especialistas en Nutrición para establecer normas o consejos nutricionales teniendo en cuenta la edad, estado fisiológico y el ejercicio físico del paciente o cliente.

Criterios organolépticos

Reglas en las que se basan los especialistas en Nutrición y los Restauradores para mejorar el aspecto del alimento ya que se basan en el olor, textura, temperatura y sabor del alimento.

Criterios sanitarios

Reglas en las que se basan los especialistas en Sanidad y Nutrición para elaborar menús adecuados a patologías que deben ser corregidas.

Hidratos de carbono

Sustancias orgánicas compuestas por Hidrógeno, Oxígeno y Carbono, junto con las grasas y las proteínas constituyen uno de los tres principales grupos que componen la materia orgánica, son considerados la mejor forma de almacenamiento energético de nuestro cuerpo. Podemos dividirlos en dos grupos, simples (azúcar, miel) o complejos (cereales, arroz, pastas y legumbres).

Higienizar

Llevar a cabo una correcta higiene y desinfección del sitio, si es posible y necesario con productos específicos para esa tarea.

Macronutrientes

Nutrientes que ayudan al organismo a conseguir energía, se llaman así porque son los que el cuerpo necesita en mayor cantidad y son las grasas, hidratos de carbono y proteínas, si tenemos una cantidad adecuada de macronutrientes en la dieta lo normal es que no haya falta de micronutrientes que son las vitaminas y minerales.

Metabolismo basal

Son las calorías necesarias que necesita nuestro cuerpo en reposo para realizar las funciones vitales diarias.

Ejercicios de autoevaluación

1. **Una intoxicación alimentaria puede provocar:**

   a. Náuseas.

   b. Alergia.

   c. Intolerancia alimentaria.

2. **El tiempo de conservación de un plato cocinado es:**

   a. En frigorífico hasta una semana.

   b. Una semana en congelador.

   c. Cuatro días en frigorífico.

3. **Con respecto a los macronutrientes:**

   a. Los macronutrientes son las vitaminas y minerales.

   b. Los macronutrientes no son necesarios.

   c. Los macronutrientes son los hidratos de carbono, grasas y proteínas.

4. **Los hidratos de carbono:**

   a. Es una fuente de energía para nuestro cuerpo.

   b. La fruta y verdura son hidratos de carbono.

   c. Todas son correctas.

5. **El metabolismo basal:**

   a. Se calcula a través de fórmulas.

   b. Hay que tener en cuenta la edad, peso, altura y actividad para calcularla.

   c. Todas son correctas.

6. En el metabolismo, los adolescentes:

    a. Necesitan mayor cantidad de energía y por tanto de calorías en esta etapa.

    b. No necesitan hacer ejercicio ni comer de forma saludable.

    c. Los niños y las niñas necesitan la misma cantidad de calorías.

7. En el etiquetado:

    a. Los ingredientes van escritos de mayor a menor en cantidad.

    b. El estudio nutricional va especificado por 50 gramos de producto.

    c. Siempre se usa la misma fuente y el mismo tipo en toda la tipografía de los ingredientes.

8. Una alergia:

    a. Puede producir asfixia, picores y problemas gastrointestinales.

    b. Solo produce picor.

    c. No es peligrosa.

9. En la elección de menú:

    a. No es importante tener en cuenta la pirámide nutricional.

    b. Es importante conocer los tipos de menús para elaborar uno acorde a lo que buscamos.

    c. Todas son correctas.

10. Con respecto a la higiene en la cocina:

    a. Los trapos no se pueden lavar, se tiran.

    b. No hace falta higienizar las tablas de corte.

    c. Hay que mantener una correcta ventilación.

Aplicaciones prácticas

Aplicación práctica 1. Diseño de un menú personal

Para este ejercicio deberás diseñar un menú de un día para ti mismo. Ten en cuenta tus necesidades alimenticias, así como la actividad que vayas a realizar ese día.

Incluye en el menú las cuatro comidas básicas del día: desayuno, almuerzo, merienda y cena.

Aplicación práctica 2. Ingesta energética

Teniendo en cuenta el menú que has diseñado en el ejercicio anterior, define la cantidad de ingesta energética que has tenido en cuenta para la distribución de estas comidas y analízalo razonadamente.

Aplicación práctica 3. Etiquetado de los productos

Escoge un producto precocinado de los que incluyas habitualmente en tu dieta y lee la etiqueta del producto.

- ¿Qué ingrediente es el que tiene más presencia?
- ¿Cuál el producto que tiene menos?
- ¿La etiqueta del producto contiene toda la información necesaria?

Aplicaciones prácticas

Ejercicio de evaluación final

1. ¿Cuáles son los componentes de los hidratos de carbono?

    a. Hidrógeno, oxígeno y carbono.

    b. Hidrógeno, nitrógeno y carbono.

    c. Oxígeno, carbono y nitrógeno.

2. ¿En qué se basan los especialistas en nutrición para establecer normas o consejos nutricionales?

    a. Solo en la edad del paciente.

    b. Solo en el estado fisiológico del paciente.

    c. En la edad y el estado fisiológico del paciente.

3. ¿En qué se basan los criterios organolépticos?

    a. En el olor, textura, temperatura y sabor del alimento.

    b. Solo en el sabor del alimento.

    c. No existen criterios organolépticos en alimentación.

4. ¿Qué es la pirámide nutricional?

    a. Un tipo de dieta específica.

    b. Un método para perder peso.

    c. Una guía de alimentos y proporciones recomendadas.

5. ¿Qué se debe tener en cuenta al diseñar un menú?

    a. La estética de los alimentos.

    b. El equilibrio nutricional y el aporte energético.

    c. Las tendencias actuales en cocina.

6. ¿Por qué es importante conocer el aporte energético de los alimentos?

    a. Para diseñar un menú equilibrado.

    b. Para calcular el gasto energético del cuerpo.

    c. Para conocer el costo de la dieta.

7. ¿Qué información obligatoria debe aparecer señalada en las cartas o menús?

    a. La proporción de alimentos de las raciones.

    b. Todos los ingredientes que componen el plato.

    c. Los alérgenos presentes en los platos.

8. ¿Qué acciones pueden causar una toxiinfección alimentaria?

    a. Recalentar los alimentos de manera incorrecta.

    b. Cocinar los alimentos con poca antelación.

    c. Conservar los alimentos de manera correcta.

9. ¿En qué unidad de medida se da la información de la tabla nutricional?

    a. 100 ml.

    b. 1 kg.

    c. Una ración.

10. ¿Por qué los individuos alérgicos llevan consigo una inyección de epinefrina?

    a. Para tratar una reacción alérgica leve como el asma.

    b. Para tratar una reacción alérgica grave como la anafilaxia.

    c. Para reducir la presión arterial provocada por una alergia grave.

11.¿Qué son las calorías necesarias que necesita nuestro cuerpo en reposo para realizar las funciones vitales diarias?

    a. Metabolismo basal.

    b. Macronutrientes.

    c. Hidratos de carbono.

12.¿Qué riesgo puede derivar de la mala conservación de los alimentos?

    a. Intolerancia alimentaria.

    b. Intoxicación alimentaria.

    c. Alergia alimentaria.

13.¿Qué proporción se puede tomar como referencia en el reparto de alimentos a la hora de elaborar un menú?

    a. Un 30% de la energía en el desayuno.

    b. Un 40% de energía en la comida.

    c. Un 10% de energía en la cena.

14.¿Qué deben mantener las personas con diabetes para consumir cualquier tipo de alimentos?

    a. Un estilo de vida sedentario.

    b. Una alimentación basada en macronutrientes.

    c. Un estilo de vida saludable y una alimentación equilibrada.

15.¿Qué información nos pueden proporcionar las etiquetas de los productos utilizados en la elaboración de una receta?

    a. La fecha de caducidad de los productos

    b. Los alérgenos.

    c. Todas las respuestas son correctas.

16. ¿Cuáles son los nutrientes que ayudan al organismo a conseguir energía?

a. Grasas.

b. Vitaminas.

c. Fibra.

17. ¿Qué es un alérgeno?

a. Sustancia que produce alergia.

b. Sustancia que previene alergias.

c. Ninguna respuesta es correcta.

18. ¿Qué puede significar que un niño coma mucho, pero mantenga una dieta desequilibrada?

a. Que falta algún tipo de nutriente en su dieta.

b. Que tiene un gran apetito.

c. Que está bien nutrido.

19. Un aspecto a tener en cuenta en la trazabilidad de los elementos causantes de una posible contaminación de los alimentos:

a. El registro de todos los procesos: producción, procesamiento, manipulación de alimentos, etc.

b. Un correcto etiquetado del producto que incluya información sobre el origen, fecha de caducidad, etc.

c. Todas las respuestas son correctas.

20. ¿Qué síntoma de una reacción alérgica es de origen cutáneo?

a. Asma.

b. Náuseas.

c. Urticaria.

Solucionario

Módulo 1. Menús para dietas especiales

1. a

2. c

3. c

4. c

5. c

6. a

7. a

8. a

9. b

10. c

Bibliografía

Monografías

CERVERA, P; CLAPES, J y RIGOLFAS, R (2004): Alimentación y Dietoterapia. McGraw-Hill.

En este manual se desarrollan los conceptos de nutrición básicos en relación a la salud y enfermedad. Es un manual especialmente útil para elaborar aquellos menús más específicos de personas que tienen alguna patología o bien quieren prevenir la aparición de ella.

AA.VV (2018): Manipulador de alimentos y gestión de alérgenos. Hostelería y comercio polivalente. Hispamérica Editorial.

En este manual se dan las pautas necesarias para realizar las labores relacionadas con la restauración de manera segura, atendiendo desde los aspectos más básicos a los más específicos.

Legislación

Reglamento 1169/2011, sobre la información alimentaria facilitada al consumidor.

Reglamento de Ejecución (UE) 2018/775 de la Comisión de 28 de mayo de 2018 relativo a la información alimentaria facilitada al consumidor en lo que se refiere a la procedencia de los alimentos.

Reglamento de Ejecución (UE) 828/2014 de la Comisión de 30 de Julio de 2014 relativo a la información alimentaria facilitada al consumidor en lo que se refiere a la ausencia o presencia de gluten en los alimentos.

Webgrafía

Agencia Española de Seguridad Alimentaria y Nutrición (AECOSAN)

http://www.aecosan.msssi.gob.es/AECOSAN/web/home/index.htm

¿Cuánto dura cada alimento en la nevera?

https://www.ocu.org/alimentacion/seguridad-alimentaria/informe/conservar-y-preparar-los-alimentos536324#

Organización Mundial de la Salud (OMS)

https://www.who.int/es